AF596470

CONGRÈS INTERNATIONAL DE LA TUBERCULOSE

Paris, 2-7 Octobre 1905

LE

TRAITEMENT DU LUPUS PAR LES NOUVELLES MÉTHODES

RAPPORT PRÉSENTÉ PAR

MM. E. JEANSELME et CHATIN

de Paris.

PARIS

MASSON ET Cie, ÉDITEURS

LIBRAIRES DE L'ACADÉMIE DE MÉDECINE

120, BOULEVARD SAINT-GERMAIN

1905

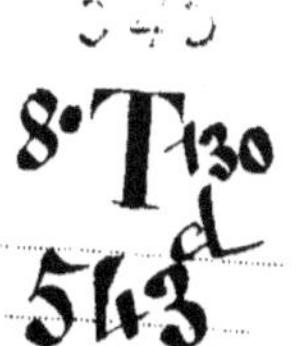

I

LE TRAITEMENT DU LUPUS PAR LES NOUVELLES MÉTHODES

Rapport présenté par MM. E. JEANSELME et CHATIN.

Les découvertes contemporaines qui ont enrichi le domaine de la physique expérimentale ont mis à la disposition du médecin des modificateurs puissants dont l'action curative est indéniable. La lumière, les rayons X, les courants de haute fréquence, le radium, comptent aujourd'hui parmi les agents les plus efficaces de la thérapeutique dermatologique. De toutes les affections cutanées, celle qui a tiré le meilleur parti des nouvelles méthodes de traitement est assurément le lupus. En tous pays, savants et praticiens se sont engagés avec ardeur dans cette voie nouvelle, mûs par l'espoir de trouver un remède à une maladie jusque-là réputée incurable. Bientôt les travaux ont afflué de toutes parts, et chaque jour apporte sa contribution Mais il est malaisé de faire un choix parmi ces documents dont il est souvent impossible d'apprécier la valeur. Le perfectionnement continu des méthodes, les progrès de l'instrumentation, les qualités personnelles de l'opérateur, qui ont une si grande part dans le résultat obtenu, se traduisent par des statistiques qui ne concordent nullement les unes avec les autres.

Chargés d'exposer l'état d'une question qui n'est pas arrivée à la période de maturité, nous ne pouvons prétendre à porter un jugement sans appel. Nos conclusions, cela est certain, seront sujettes à revision dans l'avenir, et peut-être combattues dans le présent. Toutefois, cette étude, quelque incomplète qu'elle soit, en condensant ce qui est désormais acquis, en traçant le cadre dans lequel les détails viendront successivement prendre place, pourra rendre quelques services à ceux qui cherchent la solution de ces importants problèmes de thérapeutique.

I. La lumière, en traversant un prisme, se décompose en une série de radiations diversement colorées. Les rayons les moins réfrangibles compris entre le rouge et le vert sont en majeure partie calorifiques. Les rayons les plus réfrangibles, les bleus, les violets, et les ultra-violets qui ne sont pas perçus par la rétine, dégagent peu de chaleur, mais en revanche ils réduisent les sels d'argent.

Ces rayons chimiques exercent sur les êtres vivants, sur les microbes, les plantes, les animaux inférieurs, sur la peau humaine, une action très énergique. Finsen, dont la science déplore la fin prématurée, s'était voué à cette étude. Il en avait compris toute la portée et toutes les conséquences thérapeutiques : ainsi est née la *photothérapie*, admirable découverte dont l'auteur peut, à juste titre, être considéré comme un bienfaiteur de l'humanité.

Le savant danois utilisa d'abord la lumière solaire dont il recueillait les rayons à l'aide d'une lentille creuse remplie d'une solution de sulfate de cuivre ammoniacal, substance qui absorbe les rayons calorifiques. L'appareil était simple et son fonctionnement peu dispendieux.

Mais Finsen reconnut bientôt que le traitement du lupus, pour être suivi avec continuité, exigeait l'emploi de la lumière artificielle. C'est alors qu'il construisit son grand appareil qui n'a pas subi, depuis lors, de modifications fondamentales. Il se compose essentiellement d'une puissante lampe à arc, marchant sur un régime de 70 à 80 ampères, et de 40 à 50 volts. Autour de cette source électrique, sont disposés 4 tubes de laiton munis de lentilles en cristal de roche qui font converger les rayons en un foyer situé à 15 centimètres en avant de la lentille frontale. Tous les rayons, y compris les caloriques, sont recueillis. Pour éliminer ces derniers et prévenir la brûlure des parties traitées, Finsen eut d'abord recours à une solution de sulfate de cuivre, qu'il remplaça plus tard par un courant d'eau froide circulant entre les deux lentilles inférieures.

Le sang contenu dans les capillaires de la peau fait l'office d'un écran qui arrête tous les rayons, sauf les rouges. Pour rendre la région traitée perméable aux rayons chimiques qui, seuls, ont une action thérapeutique, il faut l'anémier à l'aide d'un *compresseur*. C'est une bague métallique dans laquelle sont serties 2 lames planes en cristal de roche entre lesquelles passe un courant d'eau froide.

L'opérateur doit s'assurer que la partie malade est exactement au foyer. Le résultat est obtenu quand le disque lumineux est rigoureusement rond, n'excède pas le diamètre d'une pièce de 1 franc et dessine une image à bords très nets. Pour maintenir en place le compresseur, on a imaginé divers moyens que nous signalerons plus tard ; mais la main est seule capable d'exercer une compression intelligente. Pour faire rendre à la méthode tout ce qu'elle peut donner, il faut donc disposer d'une infirmière par malade.

La durée de la séance, qui doit être d'une heure au moins, peut être portée à deux sans inconvénients. La réaction des tissus varie d'intensité suivant les sujets. En général, la surface insolée devient rouge et l'épiderme se soulève en phlyctènes. Quelquefois la peau est tuméfiée par un œdème inflammatoire qui simule l'érysipèle, mais le gonflement disparaît rapidement par l'application d'un pansement humide. Il n'est pas très rare qu'une séance de photothérapie, au niveau de la nuque, détermine une escarre superficielle. Ordinairement, un intervalle d'une semaine environ est nécessaire pour que la région insolée puisse être traitée à nouveau. Mais, le même jour, on peut traiter deux ou plusieurs points voisins sans qu'on ait à craindre une réaction trop vive.

Magnus Möller a reproduit expérimentalement l'érythème dû aux rayons chimiques, afin de mieux suivre les diverses phases de son développement, et d'étudier les désordres anatomiques qui l'accompagnent. Tout récemment, Leredde et Pautrier ont repris l'étude de l'érythème photo-électrique d'une manière méthodique, en exposant un bras ou un avant-bras devant une lampe à arc maintenue à 15 ampères. A 4 centimètres de la source lumineuse, entre celle-ci et la peau, était interposé un appareil de réfrigération formé de deux lames parallèles de quartz entre lesquelles circulait un courant d'eau. Le temps de pose dans toutes les expériences fut uniformément de dix-sept minutes; suivant les cas, la biopsie fut faite un quart d'heure à huit jours après la séance.

De ces recherches, le fait important qui se dégage c'est que l'érythème et les lésions histologiques provoqués par les rayons *chimiques* sont *tardifs*. L'action des rayons *calorifiques* est, au contraire, *immédiate*. C'est seulement sur les coupes de peau biopsiée vingt-quatre heures après l'exposition aux rayons chimiques que Leredde et Pautrier ont constaté des modifications notables des tissus. Dans le derme, il y a une dilatation des vaisseaux sanguins et lymphatiques périvasculaires, un léger œdème, une infiltration modérée de lymphocytes et une tuméfaction des cellules fixes. Dans l'épiderme, les altérations sont peu accusées: exfoliation de la couche cornée, disparition des granulations d'éléidine, dissociation des cellules malpighiennes par un exsudat extracellulaire qui se collecte çà et là en vésicules ou en bulles, œdème intracellulaire prédominant, aboutissant à l'état cavitaire de Leloir.

Sur une biopsie faite quatre jours après la séance de photothérapie, les grosses lésions sont essentiellement épidermiques; elles consistent dans la formation de bulles. Les altérations dermiques occupent le second plan: les vaisseaux sont dilatés, mais ils ne sont pas entourés de manchons cellulaires.

Huit jours après l'exposition aux rayons chimiques, l'épiderme s'est régénéré: il est beaucoup plus épais qu'à l'état normal, et il ne contient pas de pigment dans sa couche basale. Le derme, à ce stade, présente des réactions assez importantes qui se rapprochent de celles de l'inflammation commune : tuméfaction des cellules conjonctives dont quelques-unes sont en karyokinèse, infiltration de lymphocytes, dilatation extrême des vaisseaux transformés parfois en véritables lacs sanguins, tuméfaction hyaline du tissu conjonctif. Telles sont les modifications premières que subissent les tissus exposés aux rayons chimiques.

La réaction inflammatoire, plusieurs fois renouvelée sur un même point, détermine à la longue dans la nappe lupique un processus de sclérose. Outre cette action directe de la lumière sur les tissus morbides qui est bien démontrée, des expériences *in vitro* prouvent que les rayons chimiques possèdent un pouvoir bactéricide évident. Il est donc légitime de se demander s'ils ne peuvent pas tuer les bacilles contenus dans le derme. Sans vouloir trancher cette question, qui appelle de nouvelles recherches, nous ferons remarquer que les travaux récents de Klingmüller et Halberstædter plaident contre cette hypothèse, car, suivant ces auteurs, la photothérapie ne parvient pas à détruire les bacilles situés à la surface des téguments.

Le grand appareil Finsen est encombrant et dispendieux. Il est donc naturel qu'on ait pensé à le simplifier et à le réduire.

En France, de nombreux modèles ont été construits : le but commun qu'ils se proposent est d'obtenir un meilleur rendement en plaçant la partie malade le plus près possible de la source électrique.

Lortet et Genoud, les premiers imitateurs de Finsen, se servent d'une lampe à arc dont les charbons sont inclinés l'un par rapport à l'autre, de telle sorte que la plupart des rayons sont dirigés dans un sens déterminé. Au-devant du foyer lumineux est disposé une sorte de bouclier métallique à doubles paroi dans lequel circule un courant d'eau froide. Au centre du bouclier, est enchâssé un compresseur également refroidi, sur lequel le malade lui-même applique avec force la partie traitée de manière à en chasser le sang. D'après les constructeurs, une lampe de 12 à 20 ampères serait suffisante, et la durée des séances pourrait être sensiblement plus courte.

Plusieurs expérimentateurs essayèrent d'augmenter le rendement de l'arc électrique en rayons chimiques en incorporant certaines substances aux électrodes. Le Dr Bang, directeur du laboratoire de l'Institut Finsen, utilisa les métaux dont le spectre est riche en rayons ultra-violets. A l'aide d'électrodes en fer parcourues par un courant d'eau, il obtint une lumière très pauvre en rayons calorifiques, mais très riche en rayons chimiques.

En France, Broca et Chatin ont repris l'idée de Bang. La lampe qu'ils ont construite, fonctionne à 10 ou 15 ampères ; elle est constituée par un charbon positif à âme métallique et par un charbon négatif ordinaire dont l'intervalle est maintenu constant à l'aide d'un régulateur. La source de lumière est entourée d'une cheminée en laiton percée d'orifices au niveau desquels sont exposées les régions à traiter : malgré l'absence de toute réfrigération, on peut maintenir l'opéré à 10 ou 15 millimètres de l'arc, mais à condition que la compression des tissus soit énergique. Cet appareil émet surtout des rayons actiniques. Mais comme ils sont de très courte longueur d'onde, ils pénètrent peu profondément dans les tissus.

Foveau de Courmelles a essayé de renforcer les radiations d'un arc de faible intensité à l'aide d'un réflecteur parabolique. Marie (de Toulouse) reçoit les rayons d'une lampe de 12 à 15 ampères dans un tube métallique poli qui est fermé à son extrémité inférieure par une lame de quartz plane. Les rayons réfléchis passent ensuite à travers un manchon d'eau froide et se concentrent dans un cône métallique, également poli, dont l'extrémité est obturée par un compresseur.

Finsen lui-même, en collaboration avec un de ses assistants, le docteur Reyn, a construit un appareil marchant à 20 ampères et 50 volts dont les charbons sont à peu près disposés comme dans la lampe de Lortet-Genoud. Mais, entre l'arc électrique et l'opéré est interposé un système de lentilles analogue à celui du grand appareil de Finsen.

Ces divers modèles, et beaucoup d'autres que nous ne pouvons citer, sont de petit volume et facilement maniables. Leurs prix d'acquisition et d'entretien sont relativement minimes et ils fonctionnent à peu de frais. Mais, comme n'a cessé de l'affirmer Finsen, ces appareils réduits pèchent tous par leur manque de puissance. Il ne doute pas cependant qu'en dépit de leur faiblesse, ces appareils ne puissent dans nombre de cas donner des résultats satisfaisants, mais cela n'est possible que si l'on prolonge les séances, alors que les opérateurs n'ont aujourd'hui que trop de tendance à les abréger.

La photothérapie ne peut donner de bons résultats que si la compression est faite d'une manière méthodique. Comme l'a écrit Marie (de Toulouse), elle doit être énergique, progressive, permanente et mesurable. Pour remplir cette indication, on a imaginé un grand nombre de moyens. Mais nous ne saurions trop le répéter, la compression manuelle est préférable à toute autre[1].

L'adaptation du compresseur à la région traitée doit être parfaite. Le modèle courant convient fort bien pour les surfaces planes repo-

1. Cependant, comme il est souvent impossible, en pratique, de disposer d'une infirmière par malade, nous passerons en revue les principaux modèles qui ont été proposés.

Dans l'appareil Broca-Chatin, le compresseur est fixé et maintenu en place soit par deux courroies aboutissant à une pelote munie d'une vis de serrage, soit par une bandelette de métal souple percée de trous qui vient l'agrafer sur une calotte rigide coiffant la tête du malade.

Pour réaliser une compression atteignant la limite compatible avec la résistance des tissus, Marie (de Toulouse) se sert de bandes élastiques qu'on peut tendre progressivement au moyen de poulies. Une pression de 10 kilogrammes serait supportable, si la tension des bandelettes élastiques est lente et graduelle.

Tout récemment, Mezerette, élève de Brocq, a construit un compresseur qui s'adapte à l'appareil Broca-Chatin. La tête du malade est maintenue entre deux plans résistants qu'on peut rapprocher l'un de l'autre à l'aide de vis de serrage. L'un de ces plans est représenté par un coussin rigide garni d'un feutre épais, l'autre par le tube porte-lentille qui fait l'office de compresseur, et par une pièce métallique, le frontal, destiné à maintenir la partie traitée perpendiculairement aux rayons. En outre, une mentonnière interdit tout mouvement vertical. Le compresseur porte-lentille ressemble à un tube de longue vue : quand la pression augmente, l'un des segments s'invagine dans l'autre et agit sur un ressort qui commande une aiguille indicatrice.

sant sur un plan osseux, tel que les versants du nez, la région des pommettes, de la tempe ou de la mâchoire.

Mais les surfaces accidentées, concaves ou convexes, l'angle oculo-nasal, l'arête du nez, par exemple, échappent à l'action du compresseur ordinaire qui, d'ailleurs, ne peut rendre aucun service dans le cas de lupus du bord inférieur des narines et de la sous-cloison, du vestibule des fosses nasales, des gencives et de la face interne des joues[1].

L'emploi d'appareils puissants, la longue durée des séances, la compression rigoureusement contrôlée, telles sont les conditions essentielles pour obtenir de bons résultats. A l'Institut Photothérapique de Copenhague, le traitement est dirigé par des médecins qui se sont voués exclusivement à cette œuvre et dont la compétence est indiscutable. Le personnel secondaire est excellent; ce sont des jeunes filles de bonne famille qui, par esprit de charité et non par idée de lucre, assistent les malades. Aussi les résultats sont-ils excellents.

La statistique de Finsen publiée en 1903 portait sur 804 cas de lupus vulgaires, reçus à son Institut jusqu'à la date du 31 décembre 1901[2]. Au 1er octobre 1902, l'état des malades était le suivant :

Guéris	412	
(*a*) Sans récidive après 2 à 6 ans	124	
(*b*) Temps d'observation inférieur à 2 ans	288	
Guérisons à peu près complètes	192	
Encore en traitement	117	
(*a*) Améliorations manifestes ou guérisons partielles	91	
(*b*) Améliorations passagères ou insignifiantes	26	
Traitement interrompu (cure incomplète)	83	
(*a*) Parce que les résultats obtenus n'avaient pas été jugés satisfaisants	16	
(*b*) Parce que les malades sont morts	31	} 44
(*c*) Ou souffraient d'une autre maladie grave	13	
(*d*) Pour des raisons étrangères	23	

1. Pour combler cette lacune, Leredde a fait construire par Werlein deux nouveaux modèles. L'un d'eux se compose d'une chambre à eau fermée par un cône de quartz taillé perpendiculairement à l'axe optique du cristal pour éviter la double réfraction et la perte de rayons. L'autre modèle, ou compresseur coudé, est destiné au traitement des lésions situées profondément dans la cavité buccale. L'armature métallique se prolonge en un tube de 8 centimètres de longueur à l'extrémité duquel se visse, à angle droit, au moyen d'un ajutage, un petit cône de quartz. La base de ce cône est taillée en biseau à 45° et repose sur une surface métallique argentée, de manière que les rayons soient réfléchis à angle droit et se dégagent par le sommet du cône de quartz.

Noiré a fait confectionner toute une série de compresseurs de petit diamètre, les uns convexes pour traiter le lupus de l'angle oculo-nasal, les autres concaves pour s'adapter à la forme d'un doigt, de la lèvre ou de l'ourlet de l'oreille. Ces petits appareils sont montés au bout d'un long manche métallique qui en facilite beaucoup le maniement. Le même expérimentateur a fait construire une pince articulée dont l'un des mors est remplacé par un petit compresseur et l'autre par une plaquette de métal. Les parties molles saisies entre les branches de cet instrument, le centre de la joue par exemple, ne peuvent fuir et sont très exactement anémiées.

2. NIELS R. FINSEN. In-8°, 13 pages, 24 planches. Paris, C. Naud, 1903.

En résumé, Finsen compte 94 pour 100 de succès. Voilà ce qu'a donné la photothérapie confiée à des mains expertes. Nul n'a pu jusqu'ici fournir une statistique aussi favorable.

Celle de Wild (de Manchester), qui ne porte que sur un petit nombre de cas (20 lupus vulgaires, dont 11 guérisons et 4 améliorations) donne 75 pour 100 de bons résultats.

François (d'Anvers) sur 105 cas de lupus vulgaire traités à l'Hôpital Nottebohm a obtenu un pourcentage de succès égal à 74 pour 100.

Sequeira a traité au *London Hospital* 150 cas de lupus nodulaire : 42 malades ont suivi le traitement avec succès : 11 avaient été améliorés ; 87 étaient encore en observation et 14 avaient abandonné la cure au moment où cette statistique fut publiée. En juillet 1904, Sequeira déclarait avoir guéri par la méthode de Finsen 216 cas de lupus vulgaire qui, revus à plusieurs reprises, n'avaient montré aucune récidive.

Möller a soigné à l'Hôpital Saint-Göran de Stockholm 79 lupus vulgaires. A la date de 1er avril 1904, il comptait 52 cas dont le traitement principal était terminé. Sur ce nombre 17 étaient guéris, 10 presque guéris, 4 considérablement améliorés. 1 seul n'avait retiré aucun bénéfice de la photothérapie. Aucun de ces malades n'a été abandonné sans avoir subi l'épreuve de la tuberculine, fait très important, dit l'auteur, et qui jusqu'alors n'avait été mentionné dans aucune statistique. Au moment où le relevé a été publié, 46 malades étaient encore en traitement L'auteur ajoute, et cette remarque a sa valeur, qu'il faut rarement moins de 40 séances et souvent 200 pour obtenir la guérison.

Burgsdorf (de Kazan) sur 54 cas de lupus tuberculeux n'a obtenu que 14 guérisons complètes et 16 améliorations considérables.

Leredde et Pautrier, sur 57 lupus tuberculeux ont obtenu : 8 guérisons complètes, 10 guérisons segmentaires ; 7 malades qui paraissaient guéris étaient tenus en observation.

Gaston, Baudoin et Chatin, sur 30 lupus tuberculeux ont eu : 11 guérisons totales, 12 guérisons partielles et 7 insuccès.

Carle (de Lyon), sur 19 lupiques a obtenu 6 guérisons définitives et 5 améliorations considérables.

Harrison et Wills ont appliqué la méthode de Finsen à 42 cas. Ils ont obtenu 26 fois une amélioration, 5 fois la guérison complète, 4 fois une guérison sur certains points, d'autres placards restant à traiter.

Morris et Dore ont soumis au traitement photothérapique 65 cas de lupus vulgaire : 11 ont paru guéris après une période de surveillance prolongée pendant 6 mois à 2 ans ; chez 10, la guérison fut réellement définitive. Dans 15 autres cas, il y eut de légères rechutes.

Ces chiffres ne peuvent fournir une notion exacte sur la valeur de la méthode, car ils sont contradictoires. Le pourcentage des guérisons ou quasi-guérisons oscille, en effet, suivant les auteurs, entre 94 et 50 pour 100. Mais l'importance de ces statistiques est très relative, quelle que soit l'impartialité avec laquelle elles ont été recueillies.

Tout d'abord, il ne faut pas reprocher à la méthode les insuccès qui sont imputables à une technique défectueuse. Finsen en termes excellents a déclaré que : 1° l'on n'aurait pas raison de juger la photothérapie d'après les résultats obtenus à l'aide des appareils faibles; 2° qu'il ne faut pas s'attendre à obtenir des résultats aussi satisfaisants que les siens si l'on ne recourt pas à des appareils aussi puissants que les siens et à une lumière ayant la force de celle qu'il a employée; qu'en conséquence on devra dorénavant ajouter à la publication des résultats obtenus en photothérapie la désignation de l'appareil, l'indication de l'intensité de la lumière et de la durée des séances.

Il existe bien d'autres causes d'erreur qui peuvent fausser les statistiques. Il n'y a peut-être pas deux lupus qui soient comparables au point de vue du traitement. Tandis que la photothérapie a plus ou moins rapidement raison d'un lupus jeune, elle échoue trop souvent lorsqu'il s'agit d'un vieux lupus sclérosé par des interventions de toute sorte. N'est-il pas irrationnel d'additionner des espèces aussi différentes et de prendre en considération le total dont la valeur démonstrative est à peu près nulle, malgré la rigueur apparente des chiffres? Et d'ailleurs que faut-il entendre par le mot guérison? N'est-ce pas un abus de langage que d'employer ce terme quand le malade n'a pas été soumis à une observation prolongée?

Ces réserves faites, on peut affirmer que la photothérapie a fait ses preuves. Mais, comme cette méthode n'est pas applicable indistinctement à tous les cas, il faut en préciser les indications et les contre-indications.

Un lupus de petite taille et bien circonscrit, jeune et non encore traité par d'autres méthodes sclérogènes, disposé de manière que la compression soit possible, et sans connexion avec une muqueuse inaccessible à la lumière, voilà les cas qui réunissent les plus grandes chances de succès. Tous les expérimentateurs sont d'accord sur ce point.

Reprenons chacune des conditions que nous venons d'énumérer.

Le choix de la méthode est commandé, jusqu'à un certain point par l'étendue de la nappe lupique. Si la lésion ne dépasse pas 4 ou 5 centimètres de diamètre, il est avantageux de s'adresser à la photothérapie. Si la surface est ulcérée, ce qui rend la compression douloureuse, on pourra faire au préalable quelques applications de permanganate de potasse; on obtient ainsi rapidement la formation d'un vernis épidermique qui est perméable aux rayons chimiques. Si le lupus est très étendu, la photothérapie exigerait un temps considérable et serait très dispendieuse. Dans ce cas, il y a intérêt, pour abréger la durée du traitement, à s'adresser d'abord à la radiothérapie qui permet de traiter à la fois de grandes surfaces. Dans ce cas, on n'a recours à la méthode de Finsen que pour guérir les points qui ont résisté aux rayons X. Ces vastes lupus sont du reste heureusement influencés par les anciennes méthodes. Les scarifications bien faites donnent lieu à une nappe scléreuse dans laquelle chaque nodule subsistant peut-être sera ponctué avec le galvanocautère.

Nous avons dit qu'un lupus jeune et non encore traité cédait plus facilement à la photothérapie qu'un lupus vieux et déjà sclérosé. En effet, les trousseaux fibreux forment écran et arrêtent les rayons chimiques. Dès lors les tubercules lupiques situés dans la profondeur continuent à se développer, malgré la photothérapie. Donc, il faut, dès le début du traitement, prendre une décision ferme et s'y tenir. Si l'on tergiverse, si l'on passe d'une méthode à une autre, si l'on considère la photothérapie comme un pis-aller auquel on ne se résout qu'en désespoir de cause, on rend au malade le plus mauvais service. Dans les cas de lupus ayant abouti à la sclérose, les anciennes méthodes, les scarifications, la galvano-caustique, le curettage sont préférables à la méthode de Finsen.

Malgré les progrès de l'instrumentation, certains lupus dont la compression n'est pas possible, ne tirent pas grand profit de la méthode photo-électrique. Suivant le cas, on aura recours aux rayons X, aux scarifications ou à la cautérisation ignée.

Une plaque de lupus cutané ayant pour point de départ une des cavités de la face, est très rebelle à la photothérapie, si l'on n'attaque pas la muqueuse malade par les moyens appropriés. A ce point de vue, la statistique de Möller est très significative. Tous les sujets, dit cet auteur, ne sont pas également curables par la lumière. Il faut distinguer : 1° le lupus *primitif* ou par inoculation, qui est très rare; 2° le lupus *secondaire*, ou par propagation, ayant débuté sur une muqueuse, par exemple le lupus de l'angle oculo-nasal succédant à une dacryocystite tuberculeuse, ou le lupus des fosses nasales s'épanouissant sur la lèvre supérieure et sur la joue; 3° le lupus *concomitant*, évoluant en même temps que d'autres localisations tuberculeuses, ostéo-articulaires, ganglionnaires ou viscérales. Les faits de ce dernier groupe, peu étudiés et souvent méconnus, représentent cependant 58 pour 100 du total des cas[1].

De ces trois catégories, la première et la dernière sont surtout justiciables de la photothérapie. Quant à la seconde, le lupus par continuité, il donne beaucoup de mécomptes parce qu'il est constamment

1. Les travaux de E. Besnier ont, depuis longtemps, mis en évidence les connexions qui unissent le lupus aux autres localisations de la tuberculose.

réinfecté par les bacilles provenant de la lésion contiguë. En pareil cas, il faut associer à la photothérapie le traitement de la muqueuse primitivement atteinte : attouchements iodés, galvano-caustique, etc[1].

Les résultats *esthétiques* de la photothérapie sont excellents : la cicatrice est toujours souple, elle n'est jamais exubérante et kéloïdienne; elle reste toujours perméable aux rayons chimiques, donc la reprise du traitement est possible en cas de récidive.

A l'actif de la méthode de Finsen, on peut ajouter qu'elle est beaucoup moins douloureuse que les procédés anciens, mais en revanche, elle nécessite un outillage compliqué et dispendieux : elle n'est donc pas à la portée de tous les praticiens et de tous les malades.

La photothérapie, appliquée au traitement du lupus érythémateux n'a donné que d'assez médiocres résultats. Leredde et Pautrier ont appliqué la méthode de Finsen à 25 lupus érythémateux. Ils ont obtenu 5 guérisons complètes et 10 améliorations considérables.

Gaston, Baudouin et Chatin ont soumis 10 lupus érythémateux à la photothérapie : sur ce nombre, il y a eu 5 guérisons totales.

Montgomery, sur 19 lupus érythémateux a eu 5 guérisons vraies[2], 9 améliorations très sensibles et 5 améliorations simples.

Morris et Dore signalent 7 améliorations très marquées sur 11 cas de lupus érythémateux traités.

Harrisson et Wills ont traité 5 cas de lupus par la photothérapie, et par la radiothérapie. Cette dernière méthode leur a paru donner de meilleurs résultats.

1. De ses relevés statistiques, François (d'Anvers) tire les conclusions suivantes :

« 1° Le procédé de Finsen guérit à coup sûr et définitivement tous les lupus pas trop anciens, à début cutané et qui n'ont pas encore été traités. On ne peut dans ce cas leur opposer que l'extirpation quand elle est possible, les autres méthodes ne pouvant pas, à mon sens, entrer en ligne de compte, parce qu'elles ne peuvent pas garantir la guérison.

2° Lorsque le lupus est à début muqueux, il faut stériliser la muqueuse si l'on veut obtenir un résultat durable du côté cutané. Si on a stérilisé la muqueuse, c'est avec le procédé de Finsen que l'on obtiendra le résultat le plus certain du côté cutané, car dans ces cas, les autres méthodes, y compris l'extirpation, donnent des résultats inférieurs.

3° Dans les lupus anciens, invétérés, qui n'ont pas encore été traités ou qui n'ont encore été que peu traités, le procédé Finsen n'arrive plus à les guérir tous, mais en guérit le plus grand nombre. Nous avons avec ce procédé, à mon avis, dans ce cas, une certitude de guérison beaucoup plus considérable qu'avec les autres méthodes, y compris l'extirpation; mais il faut à tout prix que le malade s'astreigne à suivre son traitement avec ponctualité et régularité, et pendant tout le temps nécessaire. Ce temps peut être très long; je ne suis pas toutefois convaincu que les autres méthodes aillent plus vite, même lorsqu'elles entraînent la guérison du malade.

4° Dans les lupus anciens qui ont résisté aux autres méthodes de traitement, même menées avec la dernière énergie, le procédé de Finsen entraîne quelquefois la guérison. Je ne puis pas encore dire dans quels cas et dans quelle proportion nous pouvons, dans ces formes, espérer un résultat. »

2. Dans 1 cas, la récidive eut lieu 4 mois après la cessation du traitement.

Sequeira n'a obtenu, par la photothéraphie, en ce qui concerne le lupus érythémateux, que des résultats décourageants.

En résumé, dans le lupus de Cazenave, la méthode de Finsen est presque toujours impuissante.

Tout récemment encore, on divisait le spectre solaire en 2 zones, l'une comprenant les rayons bleus, violets et ultra-violets ou de courte longueur d'onde, qui paraissaient seuls susceptibles de produire des actions chimiques, l'autre formée des radiations comprises entre le vert et l'infra-rouge, ou de grande longueur d'onde, qui passaient pour n'avoir que des propriétés calorifiques.

Les travaux de Vogel et de Eder ont montré que certains corps peuvent rendre les rayons verts, jaunes ou rouges capables de décomposer les sels d'argent. On leur donne, pour cette raison, le nom de sensibilisateurs optiques.

Dreyer a transporté cette méthode du domaine de la photographie dans celui de la biologie. Il a montré par de nombreuses expériences que les organismes inférieurs et les tissus des animaux, la peau humaine en particulier, peuvent, après sensibilisation, se comporter à l'égard du segment rouge-vert du spectre comme les sels d'argent.

De ses travaux, il tire la conclusion suivante : « Si l'on ajoute, au milieu de culture des bactéries et des infusoires, une toute petite quantité d'érythrosine, ces organismes deviennent très sensibles aux rayons lumineux jaunes et verts, auxquels ils étaient complètement ou presque complètement insensibles, exactement de la même façon que les plaques photographiques de bromure d'argent sont rendues sensibles à ces rayons....

« Les microbes sensibilisés, même quand ils sont recouverts de couches cutanées relativement épaisses, sont rapidement et sûrement tués par les sources lumineuses ordinairement employées en thérapeutique, à cause de leur sensibilité très augmentée pour les très pénétrants rayons jaunes et jaune vert. »

La peau peut être sensibilisée à l'aide d'une injection d'érythrosine au millième préparée avec la solution salée physiologique. Une séance de photothérapie d'un quart d'heure à vingt minutes, faite quatre à huit heures après l'injection exerce sur le tissu lupique une action rapide et profonde, car tous les rayons du spectre, y compris ceux de grande longueur d'onde, sont utilisés.

Ces expériences ont été répétées par un élève de Neisser, Halberstaeder dont les conclusions sont conformes à celles de Dreyer.

D'autre part, Tappeiner et ses élèves étudiaient la fluorescence. Après des recherches expérimentales sur lesquelles nous ne pouvons insister, ils ont badigeonné des lupus avec une solution d'éosine, puis ils ont employé la photothérapie.

Dans le cas où la surface était ulcérée, il se formait des croûtes dont la chute était suivie de cicatrisation rapide. Quand l'épiderme était intact, les résultats n'étaient pas satisfaisants. Cependant quand la couche épidermique était mince, elle tombait après le traitement à l'éosine, et le lupus mis à nu se cicatrisait comme un lupus ulcéré.

Tel est l'état de la question. On peut dire qu'elle est à peine sortie du laboratoire. Il est à souhaiter qu'elle puisse entrer dans la pratique, car elle réaliserait un énorme progrès.

Elle permettrait l'emploi d'une source lumineuse quelconque et de lentilles en verre ordinaire : elle réduirait au tiers ou au quart la durée des séances et, par l'utilisation de rayons plus pénétrants, elle rendrait possible le traitement des lésions profondément situées.

II. En 1895, Röntgen découvrait les rayons X. Dès l'année suivante, Freund et Schiff tentaient d'appliquer la *radiothérapie* au traitement de beaucoup de dermatoses et en particulier du lupus. De graves accidents, tels que des radiodermites et même des escarres dont la guérison exigeait plusieurs mois, rendirent les chercheurs très prudents. Pour rendre la radiothérapie maniable, il fallait imaginer toute une série d'appareils destinés à apprécier la qualité, et à doser la quantité des rayons X absorbés par les tissus.

L'ampoule de Crookes, génératrice des rayons, doit être alimentée par un courant de haute tension produit, soit par une bobine, soit par une machine statique. Celle-ci est préférable, car elle peut fonctionner sans interruption tout le jour, tandis que la bobine nécessite des arrêts pour éviter que les enveloppes isolantes ne soient perforées. En outre, il n'y a pas de courants inverses à craindre quand on fait usage de la machine statique, et le rendement est constant. L'ampoule est enfermée dans une chappe protectrice de manière à prémunir opérateur et opéré contre les effets nuisibles des rayons émis. Sur cette chappe est branché un manchon porte-diaphragme contre lequel le malade applique sa tête, de telle sorte que la plaque lupique soit située à 15 centimètres de l'anticathode de l'ampoule de Crookes. Réduit à ces parties essentielles, l'appareil n'offrirait aucune sécurité. Pour le rendre inoffensif, il faut lui adjoindre plusieurs dispositifs accessoires. Le spintermètre imaginé par Béclère est un appareil-signal, qui renseigne à tout instant sur le degré de résistance de l'ampoule. Quand celle-ci *durcit*, pour diminuer sa résistance au courant, il faut lui restituer une certaine quantité de gaz à l'aide de l'osmo-régulateur de Villars. Si l'on introduisait de l'hydrogène en excès, l'ampoule deviendrait trop *molle* et fournirait des rayons peu pénétrants. Cette diminution dans la résistance de l'ampoule est indiquée par le radio-chromomètre de Benoist. Pour durcir l'ampoule, on se sert du détonateur de Destot et Williams qui crée une dérivation de courant et par suite une résistance. A mesure que l'ampoule durcit, le radio-chromomètre indique que les rayons deviennent plus pénétrants. Pour doser la quantité des rayons reçus par les tissus, on se sert soit des pastilles de Holzknecht, faites d'un mélange de sels alcalins dont les rayons X font virer la coloration, soit du radiomètre X de Sabouraud-Noiré.

Si l'on emploie une bobine, on obtient le meilleur rendement en utilisant les rayons 4 à 6 du radio-chromomètre de Benoist : tandis que la machine statique ne donnera ce maximum qu'avec des rayons très pénétrants. « Plus on produit de rayons pénétrants, disent MM. Sabouraud et Noiré, plus on produit de rayons, au moins avec la machine statique. Pratiquement, tout se passe comme si la pénétration des rayons était proportionnelle à leur nombre. » En d'autres termes « plus ils sont pénétrants, plus ils sont nombreux », et comme corollaire, ajoutent-ils, plus on se sert de rayons pénétrants, moins, pour obtenir un effet thérapeutique déterminé, la séance sera longue. Quel que soit leur degré de pénétration, tous les rayons X semblent agir de la même façon, et proportionnellement à leur quantité. Il y a donc, d'une manière générale, tout avantage à employer des ampoules *dures*, c'est-à-dire émettant des rayons pénétrants, puisqu'elles produisent plus de rayons.

En ce qui concerne le traitement du lupus vulgaire par la radiothérapie, les expérimentateurs se divisent en deux camps. Les uns préconisent ce qu'on pourrait appeler la méthode *forte*, qui consiste à faire absorber à la peau des doses massives de rayons X et à produire, intentionnellement, des radiodermites. Les autres tiennent pour la méthode *douce* et se conforment aux lois formulées par Béclère :

1° Faire absorber, à chaque séance, la quantité de rayons maxima, compatible avec l'intégrité du tégument, cutané ou muqueux ;

2° Mettre entre les diverses séances l'intervalle de temps minimum, compatible avec l'intégrité du tégument, cutané ou muqueux.

La dose de rayons qu'il convient de faire absorber, quand on veut éviter la radiodermite, est, en moyenne, de quatre à cinq H. Les séances doivent être espacées de quinze en quinze jours, afin d'éviter les effets de l'accumulation. Belot recommande de ne faire absorber en une séance que trois à quatre H si l'on veut n'obtenir qu'un peu d'érythème et de gonflement. Danlos fait au malade plusieurs séries de séances séparées par des périodes de repos de quinze jours à trois semaines. Chaque série se compose de trois séances pratiquées de deux en deux jours. La quantité de rayons absorbés par séance est de cinq H. Quand la radiodermite se produit, elle n'a d'autre inconvénient que la douleur et la suspension momentanée du traitement.

Schiff qui, au début, s'efforçait de provoquer une réaction énergique se rallie actuellement à la méthode de douceur. Scholz pense que l'un et l'autre procédés ont leurs indications. Il faut, dit-il, *individualiser* le traitement, le choix du moyen est subordonné à bien des considérations, telles que la gravité ou la bénignité du lupus, sa localisation et le temps dont peut disposer le patient. Bissérié et Mezerette font absorber au tissu lupique une dose de sept à huit H, de manière à déterminer l'escarrification des tissus. La séparation se fait lentement, la cicatrisation est souple et résistante.

M. Morris et E. Dore jugent qu'il est nécessaire de produire une certaine réaction inflammatoire.

La technique des auteurs ayant beaucoup varié, on conçoit qu'on ne puisse faire grand cas des statistiques publiées. Toutefois une courte revision ne sera pas inutile. Schiff et Freund furent les premiers qui rapportèrent des cas de lupus guéris par la radiothérapie (1897-1898). A peu près à la même époque, Kümmel obtint un succès. Schiff a eu des guérisons maintenues pendant trois ans sans récidives. Freund a fait connaître un nouveau cas de guérison complète. Barney, sur 12 cas mis en traitement, a obtenu 10 guérisons au sens clinique du mot. Pusey, sur 5 cas, compte 2 guérisons. Wild (de Manchester) a soumis 29 lupus à la radiothérapie; sur ce nombre, il a eu 9 guérisons et 9 améliorations, soit 62 pour 100 de bons résultats. Gassmann a guéri par les rayons X un lupus de l'oreille, un du nez et des lèvres, un de la face, un de la main. Par contre, Neisser n'a pas eu à se louer de la méthode; il attribue ses insuccès à la gravité des cas qui sont traités à la clinique dermatologique de Breslau et qui, pour la plupart, sont de vieux lupus négligés.

D'après M. Morris et E. Dore le procédé de Finsen, d'une manière générale, est préférable pour le traitement du lupus vulgaire, aux rayons X. Ceux-ci donnent rarement une guérison définitive. Cependant ils trouvent leur application quand il s'agit de traiter une muqueuse inaccessible à la photothérapie, et surtout quand il faut nettoyer la surface d'un lupus ulcéré. La radiothérapie, en effet, dessèche rapidement la lésion, qui se tapisse d'épiderme.

En France, Gaston, Vieira et Nicolau ont obtenu de bons effets de la radiothérapie sur un lupus verruqueux, des résultats médiocres sur le lupus vulgaire. Béclère a montré, à la Société de dermatologie de Paris, une malade atteinte de lupus scléreux du pied, dont la lésion avait été très améliorée par les rayons Röntgen.

Au Congrès pour l'avancement des sciences de Grenoble (1904), Augé a communiqué des observations de lupus vulgaire guéri par la radiothérapie, et Reboul a cité un cas semblable. Belot, dans le service de Brocq, n'a pas toujours obtenu des résultats satisfaisants; il est vrai qu'il s'agissait de cas rebelles pour la plupart à toutes les autres méthodes. Il a observé des effets particulièrement favorables dans le lupus *non exedens* et les formes qui s'en rapprochent.

Bissérié et Mezerette, dans le service de Brocq, ont traité 46 cas de lupus vulgaires dont 29 furent guéris, 4 améliorés, et 7 ne retirèrent aucun bénéfice de la radiothérapie: 6 étaient encore en traitement au moment où cette statistique a été communiquée.

Si nous cherchons à préciser quelles sont les variétés du lupus vulgaire qui peuvent être soumises avec chance de succès au traitement radiothérapique, nous arrivons à cette conclusion que ce sont surtout les *lupus très étendus*. Les rayons X peuvent agir à la fois sur de vastes surfaces, d'où une réduction considérable de la durée du traitement, et par conséquent une économie de temps et d'argent. La cicatrice est aussi belle, aussi souple, aussi régulière que celle qu'on obtient par la méthode de Finsen. Souvent, il est vrai, elle se couvre de petites télangiectasies, sans importance du reste, car le galvanocautère en a facilement raison.

Kiemböck, Holzknecht, Ullmann préconisent l'association de la radiothérapie et de la photothérapie. « La forme hypertrophique, dit Kiemböck, doit être traitée d'abord par les rayons X qui amènent une réduction de volume considérable, puis par la photothérapie. » C'est à cette opinion que nous nous rallions. Notre règle est la suivante. Dans le cas de grands lupus, faire deux ou trois séances fortes de rayons X, chacune de 8 à 10 H; laisser un intervalle d'un mois et demi entre les séances de manière à laisser à la radiodermite le temps de guérir: pour parfaire le traitement, détruire par la photothérapie les nodules qui ont résisté aux rayons X[1].

En ce qui concerne la valeur des rayons X dans le traitement du lupus érythémateux, les expérimentateurs sont très partagés. Ils ne s'accordent pas non plus sur la technique qu'il faut suivre. Schiff, Freund, Neumann, Lion évitent toute réaction violente des tissus. Belot peut être aussi considéré comme un partisan de la méthode douce, car il fait absorber une dose de rayons comprise entre 5 et 7 H,

1. L'emploi de la radiothérapie exige une surveillance attentive, non seulement parce qu'elle peut déterminer des escarres, mais aussi parce qu'elle peut, à la suite d'applications prolongées, provoquer le développement d'un épithélioma. Presque toujours, il s'agit de formes bénignes, de simples taches verruqueuses et hyperkératosiques, que le galvano-cautère peut détruire; mais il n'en est pas toujours ainsi et, dans les cas de Becq et de Lloyd, il fallut recourir à l'amputation du membre. S. Mendes da Costa (d'Amsterdam) a traité 71 cas de lupus vulgaire par les rayons X et a observé 7 fois un épithélioma secondaire. Sur un de ses malades, la tumeur, du volume d'un œuf de poule, avait gagné les enveloppes du crâne. Elle fut enlevée au bistouri, et l'examen histologique confirma le diagnostic. Pourtant, à chaque séance, la dose de rayons absorbés était très faible, car elle ne dépassait pas une unité Holzknecht. D'après S. Mendes da Costa, l'influence nocive des rayons X, qui ne lui paraît pas douteuse, exagérerait la tendance naturelle du lupus invétéré à subir la dégénérescence épithéliomateuse. La radiothérapie ne créerait pas une tumeur maligne de toute pièce, car il a pu traiter longuement par les rayons X 65 cas d'autres dermatoses que le lupus, sans observer une seule fois la transformation épithéliomateuse. Parmi 4 cas de lupus compliqués d'épithélioma rapportés par Norman Walker, il en est un qui nécessita l'ablation chirurgicale. Cette grave éventualité ne doit pas faire renoncer à la radiothérapie, mais elle commande une grande prudence et une surveillance très active.

et il laisse entre 2 séances consécutives un intervalle de 15 à 20 jours. Par contre, Kienböck pense que la guérison ne peut succéder qu'à l'atrophie cutanée. Scholtz conseille la production d'une radiodermite avec nécrose superficielle.

Il est certain que la radiothérapie peut donner un succès dans le traitement du lupus érythémateux alors que toute autre méthode avait échoué.

Bissérié et Mézerette, sur 33 cas soumis aux rayons X, comptent : 20 guérisons, 8 améliorations, 2 insuccès; 3 malades étaient encore en traitement.

Mais tous les lupus érythémateux ne sont pas justiciables de ce procédé. Il faut établir une distinction entre les formes *fixes* et les formes *aberrantes* ou *centrifuges*. Sur les premières seules, les rayons X ont de l'action, et seulement si l'on emploie de fortes doses.

III. — Les rayons émis par le *radium* ont une action manifeste sur beaucoup de dermatoses. Danlos a essayé son action sur le lupus vulgaire. Nous ne rappellerons que pour mémoire ses premiers essais favorables obtenus avec des sachets en celluloïd ou en caoutchouc remplis de matières faiblement radiantes. Aujourd'hui, il emploie des boîtes plates, en forme de disque, dont la cavité contient une substance très active. Ces disques, qui lui ont été obligeamment fournis par M. Curie, sont formés de deux lames métalliques, l'une, très mince, ayant au plus 1/10 de millimètre d'épaisseur, est en aluminium, c'est à travers celle-ci que s'effectue la radiation; le fond de la boîte au contraire est en cuivre et beaucoup plus épais. Le diamètre de la poche est de 8 à 9 millimètres environ. La masse radiante se compose de 5 centigrammes de bromure de radium d'activité 500 000 (méthode Curie). Ces disques sont appliqués sur les tubercules lupiques, côté aluminium, pendant 3 heures. La seconde application n'est faite que 3 semaines plus tard. Cet intervalle est nécessaire pour apprécier l'effet produit et éviter une trop forte radiumdermite. En général, 3 applications au plus, faites à 3 semaines d'intervalle chacune, sont suffisantes pour faire disparaître un tubercule. Suivant la résistance de la peau, la résorption se produit, avec, ou plus rarement, sans ulcération des tissus. La douleur est absente, sauf le cas de radiumdermite.

On peut remplacer avantageusement les disques bi-métalliques par des plateaux sur lesquels le radium (sulfate) est maintenu par un vernis spécial appliqué à chaud (150 degrés) et insoluble dans l'eau pure ou chargée de sublimé. En usant de cet appareil, on perd moins de radiations, car le vernis est beaucoup plus perméable à celles-ci que l'aluminium; mais, au bout de quelque temps, le vernis s'écaille sur les bords et la substance radioactive se détache. Pour remédier à cet inconvénient, on a construit des plateaux dont la surface au lieu d'être plane est légèrement concave, et le liseré circonférenciel saillant de 2 millimètres environ. Cette petite modification offre en outre cet avantage que le vernis radifère n'est pas en contact direct avec le tubercule lupique, et par conséquent est moins exposé aux souillures.

Danlos pense que la radiumthérapie est la méthode de choix pour le traitement des petits lupus dont la dimension n'excède pas celle du disque radifère.

En outre, elle mettrait le sujet à l'abri des récidives locales, au moins pour quelques années.

IV. — Les *courants de haute fréquence*, introduits dans la thérapeutique par d'Arsonval et appliqués par Oudin au traitement des maladies cutanées, ont été utilisés, dans le service de Brocq, par Bissérié, dès 1897, pour traiter le lupus érythémateux.

Les applications sont faites une ou deux fois par semaine; elles sont suivies d'une irritation qui s'accroît à mesure que se multiplient les séances.

La peau se couvre de croûtelles qui laissent après leur chute une surface rouge et luisante. Après plusieurs séances, l'exsudat croûteux ne se reproduit plus, la partie traitée subit une sorte de dessiccation, enfin la peau reprend sa souplesse.

Le traitement est long; il exige 25 à 70 séances, de 2 à 5 minutes chacune.

Cette méthode a l'avantage de n'être nullement douloureuse et de donner des cicatrices régulières et peu visibles.

Jacquot, sur 56 malades traités dans le service de Brocq, compte 39 guérisons et 17 échecs. Les courants de haute fréquence sont surtout efficaces dans le lupus érythémateux du type centrifuge.

A la Société dermatologique de New-York, en 1904, les opinions qui ont été émises sur la valeur des courants de haute fréquence, appliqués au traitement du lupus érythémateux, ont été contradictoires. Lustgarten obtient des résultats déjà encourageants au bout de quelques semaines. Il se sert d'une électrode en verre ordinaire reliée à l'appareil de d'Arsonval et maintenue à une distance de la peau égale à 1/8 de pouce environ. En une demie à une minute, il se produit une cautérisation marquée. La surface traitée se recouvre d'un exsudat séreux qui se concrète en croûtes. Celles-ci se détachent 8 à 10 jours plus tard et laissent après leur chute une surface déprimée et guérie.

Allen considère les courants de haute fréquence comme le meilleur traitement du lupus érythémateux. D'après lui, il serait supérieur aux rayons X.

Jackson, qui a essayé ce procédé dans deux cas, ne lui attribue qu'une médiocre valeur. D'après lui, les résultats n'ont été bons que sur les lésions les plus récentes et les plus superficielles.

Fox a présenté un malade dont les lésions lupiques ont été traitées d'un côté par les courants de haute fréquence et de l'autre par l'air liquide. Ce dernier mode de traitement lui a paru plus simple et plus expéditif.

Les applications de l'*électrolyse* au traitement du lupus érythémateux sont très restreintes. Elle est indiquée quand les télangiectasies prédominent. On peut en obtenir la disparition, si l'on enfonce une aiguille reliée au pôle négatif dans la lumière des gros capillaires, et si l'on fait passer des courants faibles de 2 à 4 milliampères pendant 10 à 20 secondes.

V. — L'enthousiasme qui a suivi l'emploi des nouvelles méthodes a fait tort aux anciens traitements qui sont tombés dans un injuste oubli. Brocq et plusieurs autres dermatologistes français, sans méconnaître la valeur indiscutable de la photothérapie, ont réagi contre la tendance de certains auteurs qui voudraient faire de la méthode de Finsen l'unique procédé de traitement du lupus. Il est certain que les *caustiques*, encore employés dans quelques cas bien déterminés, par Brocq, par Unna, par Danlos, comptent à leur actif de nombreux succès. De même, le *raclage* et le *curettage* des vastes surfaces lupiques et des cavités avoisinantes, point de départ de la tuberculose cutanée, ont fait maintes fois leurs preuves. Sans doute, ces procédés sont fort douloureux, alors même que l'on emploie le chloroforme, car les souffrances persistent plusieurs jours; sans doute ils laissent des cicatrices irrégulières, parfois rétractiles et kéloïdiennes, mais ces traitements barbares ont au moins l'avantage d'amener sinon la guérison, du moins une amélioration très rapide.

La *cure radicale* du lupus, autrement dit son ablation chirurgicale, avait donné à Péan de brillants résultats. Berger, Nélaton, A. Broca, qui ont enlevé au bistouri de petits lupus bien circonscrits, ont obtenu la réunion par première intention. C'est à notre avis la méthode de choix quand il s'agit de placards lupiques situés sur les parties couvertes. Mais la réunion est souvent difficile, il arrive que la cicatrice en voie de formation se distend, les fils sectionnent la peau, et finalement le lupus peut être remplacé par une kéloïde très disgracieuse : aussi ce procédé n'est-il pas à conseiller quand il s'agit d'un lupus de la face. Parmi les inconvénients de l'exérèse chirurgicale, nous devons signaler la repullulation fréquente du lupus sur place; des nodules invisibles au moment de l'intervention opératoire réensemençant la cicatrice.

En Allemagne, Lang est l'apôtre de la méthode chirurgicale. D'après la statistique de son service apportée par Jungmann à la *Gesellschaft der Aertze*, à Vienne (1905), la méthode opératoire donnait, il y a quelques années, 80 pour 100, et, depuis, au moins 90 pour 100 de guérisons durables. Jungmann a montré à la même société deux malades sur lesquels l'extirpation a donné les meilleurs résultats. Chez l'un d'eux, qui avait été traité à diverses reprises, toute la région du menton était envahie et le traitement par la photothérapie aurait exigé au moins 6 à 9 mois. Chez le second, le lupus datait de 27 ans ; il intéressait la commissure buccale droite, les deux tiers correspondants de la lèvre inférieure, et avait envahi la muqueuse de la bouche. Il était trop étendu et trop profond pour être guéri par la méthode de Finsen[1].

1. Pour atténuer les mutilations qu'entraine le lupus, il est souvent nécessaire de recourir à *l'autoplastie*. M. le professeur Berger a bien voulu nous remettre, sur cette question, la note suivante :

Les interventions réparatrices destinées à remédier aux difformités qui sont la conséquence du lupus de la face rencontrent de grandes difficultés tenant presque toutes à la multiplicité et à la diffusion des lésions. Dans bon nombre de cas, en effet, la transformation cicatricielle des téguments s'étend à la plus grande partie de la face, de telle sorte qu'il est impossible de trouver au voisinage de la partie qu'il s'agit de restaurer une étendue de tissus sains suffisante pour fournir matière à la restauration. D'autre part, les lambeaux que l'on fait servir à la réparation sont toujours, ou bien souvent, exposés à être envahis par une récidive. C'est cette double considération qui m'a conduit, dès 1878, à chercher dans *l'autoplastie par la méthode italienne* le meilleur procédé de restauration des difformités de la face consécutives au lupus. Cette méthode qui consiste à tailler sur une partie éloignée du corps, sur le bras par exemple, des lambeaux destinés à la réparation de la face, lambeaux qu'on laisse adhérents à leur point d'origine par leur pédicule, jusqu'à leur parfaite adhésion avec la surface sur laquelle on les a transplantes, était tombée dans l'oubli depuis Carl-Ferdinand de Graefe qui l'avait renouvelée de Tagliacozzi (de Bologne), quand je la fis revivre et l'appliquai tout d'abord à la blépharoplastie, puis aux restaurations de la lèvre et du nez. Des appareils spéciaux sont nécessaires pour maintenir le membre supérieur en contact permanent avec la face pendant le temps nécessaire à l'adhésion du lambeau. Ces appareils, que j'ai perfectionnés, sont imités de l'ancien appareil adopté et figuré par Tagliacozzi : ils me semblent préférables à l'appareil plâtré, moins coûteux mais plus difficile à supporter, qu'emploie encore dans ce but M. Nélaton.

La méthode italienne a, sur les autres, les grands avantages d'obtenir la réparation sans créer de nouvelles pertes de substance à la face ; d'employer des tissus sains et qui ne sont pas sujets à être envahis par les récidives (les résultats que j'ai suivis pendant des années entières donnent sur ce point une certitude presque absolue).

Elle a l'inconvénient d'exiger le maintien d'une attitude forcée et fatigante, surtout chez l'adulte, pendant un temps assez long (8 à 12 jours), jusqu'à la section du pédicule du lambeau, et de fournir un transplant qui, quoique souple, mobile, résistant, nullement porté à se rétracter et à diminuer de volume, tranche néanmoins, par sa coloration pâle et même livide, sur la coloration vineuse, parfois violacée ou ardoisée que présentent les téguments cicatriciels de la face chez les lupiques.

Pour la restauration des paupières, des lèvres, des joues, je n'hésite pas à dire que c'est à l'autoplastie italienne qu'il faut donner la préférence.

Pour les restaurations du nez chez les lupiques on peut, dans bien des cas, se servir avec avantage de la peau du front, qui est souvent indemne, en taillant à ses dépens un lambeau par la méthode indienne, lambeau qui comprend une charpente cartilagineuse constituée par la transplantation préalable sur le front d'une notable partie du cartilage de la 8e côte, ainsi que M. Charles Nélaton a enseigné à le faire. Le transplant cartilagineux sert à reconstituer l'arête du nez et la sous-cloison. Cette méthode me paraît infiniment supérieure à celle qui consiste, dans les cas de destruction ou d'affaissement total du nez, à en pratiquer la restauration par des lambeaux cutanés appliqués sur une charpente métallique analogue à celles qu'a préconisées M. Martin (de Lyon).

Grâce à l'emploi de ces procédés, auxquels on peut associer les greffes de

Mais tous les procédés que nous venons de mentionner rapidement sont des méthodes d'exception, car ils exigent de la part de l'opérateur une habileté spéciale.

Les procédés courants, les *scarifications* linéaires dont Vidal a fixé la technique, la *galvano-cautérisation*, dont E. Besnier a réglé l'emploi, sont à la portée de tous les praticiens et, pour cette raison, ne doivent pas être délaissés. Dans les campagnes, et d'une manière générale en tous lieux où les nouvelles méthodes ne peuvent être appliquées, ces procédés anciens peuvent rendre les plus grands services. Ils n'exigent pas, de la part du médecin, des frais d'installation considérables, de la part des malades des déplacements incessants et onéreux. Les résultats qu'ils donnent ne sont d'ailleurs pas inférieurs à ceux des nouvelles méthodes, mais à une condition, c'est que l'opérateur sache bien se servir du scarificateur et du galvano-cautère.

Divers procédés qui, par eux-mêmes, sont incapables d'amener la guérison, peuvent être utilisés à titre d'adjuvants. En France, Bute, Hallopeau; Hall-Edwards, en Angleterre; G. Verotti en Italie, ont préconisé l'emploi de solutions de permanganate de potasse. Ces applications ont l'avantage de nettoyer rapidement les surfaces ulcéreuses et suppurantes qui se recouvrent d'un vernis épidermique. Mais elles n'ont qu'une action superficielle, l'emploi du permanganate de potasse n'étant qu'un premier temps qui met la nappe lupique en état de recevoir un traitement réellement actif.

Balzer a obtenu d'assez bons résultats, mais toujours temporaires, par les injections de tuberculine T R associées à d'autres procédés; R. Crocker et J. Pernet recommandent cette tuberculine dans les formes ulcéreuses du lupus, notamment chez les enfants. Les injections sont faites dans la nappe lupique et, pour maintenir les résultats, le lupus est recouvert d'un pansement à la thyroïdine. Ce traitement, toujours un peu long, trouve toujours son emploi comme adjuvant des méthodes opératoires.

Darier a vu des injections de l'ancienne tuberculine, pratiquées en vue d'assurer le diagnostic, amener des améliorations rapides, et ultérieurement des guérisons complètes et solides des lésions tuberculeuses de la peau.

Jacquet a attiré l'attention sur l'importance des soins accessoires

Thiersch comme moyen accessoire, on peut obtenir de remarquables résultats dans des cas de déformations faciales très étendues et vraiment hideuses.

Les contre-indications formelles à toute intervention réparatrice se tirent :

1° De la persistance, sur un point quelconque de la face, de lésions actives en voie d'évolution et constituées par du lupus;

2° Des complications viscérales et générales concomitantes, et en particulier de la tuberculisation pulmonaire.

Pour intervenir, il faut attendre que les dernières lésions actives soient arrivées à cicatrisation complète depuis plusieurs mois.

dans la cure du lupus. La protection du nez contre le froid, la suppression des causes d'irritation réflexe ayant pour point de départ une dent cariée ou des troubles dyspeptiques, peuvent guérir, à courte échéance, un lupus qui se montrait rebelle à toutes les méthodes de traitement.

CONCLUSIONS

1° La photothérapie, lorsqu'elle est appliquée suivant les règles formulées par Finsen (appareil puissant, compression exacte et continue, longue durée des séances, traitement prolongé), donne d'excellents résultats. Le traitement n'est pas douloureux. La cicatrice est souple, jamais exubérante ni kéloïdienne, toujours perméable aux rayons chimiques, ce qui permet la reprise du traitement en cas de récidive ;

2° La photothérapie est particulièrement indiquée quand il s'agit d'un lupus vulgaire de petite taille et bien circonscrit, jeune et non encore traité par d'autres méthodes sclérogènes ;

3° La radiothérapie, que les méthodes de dosage ont rendue inoffensive, est le procédé de choix pour traiter les lupus très étendus ; elle a, dans ce cas, sur la photothérapie, l'avantage d'agir à la fois sur de vastes surfaces, ce qui abrège considérablement la durée du traitement : les foyers lupiques qui ont résisté aux rayons X peuvent ensuite être attaqués par la photothérapie ;

4° La radiothérapie guérit le lupus érythémateux fixe, elle est à peu près sans effet sur les formes aberrantes ;

5° La radiumthérapie peut modifier très heureusement les plaques de lupus vulgaire de petit diamètre ;

6° Les courants de haute fréquence peuvent rendre des services dans le traitement du lupus érythémateux centrifuge ;

7° Les nouvelles méthodes ne doivent pas faire délaisser les anciens traitements, les scarifications et la galvano-cautérisation en particulier, moyens peu onéreux qui, en des mains habiles, ont donné de remarquables succès.

56504. — PARIS, IMPRIMERIE GÉNÉRALE LAHURE,
9, rue de Fleurus, 9.

www.ingramcontent.com/pod-product-compliance
Lightning Source LLC
LaVergne TN
LVHW052025160826
845678LV00003B/1202

* 9 7 8 2 3 2 9 6 4 6 0 2 2 *